《全民阅读·中华养生功法进家庭丛书》

编委会

总主编

何清湖　龙　专

副总主编

刘朝圣　刘雪勇

编委（按姓氏笔画排序）

任　拓　刘广慧　刘文海　刘露梅　汪　磊　张紫茵
张冀东　陈孝邦　罗　敏　罗建章　赵　壮　胡宗仁
钟子轩　顾　悦

《少林内功》

编委会

全民阅读·中华养生功法进家庭丛书

何清湖　龙　专——总主编

少林内功

赵壮——主编

全国百佳图书出版单位
中国中医药出版社
·北　京·

图书在版编目（CIP）数据

少林内功 / 何清湖，龙专总主编；赵壮主编 .
北京：中国中医药出版社，2025. 1. --（全民阅读）.
ISBN 978-7-5132-9226-9

Ⅰ. R212；G852.6

中国国家版本馆 CIP 数据核字第 2024P0P648 号

中国中医药出版社出版
北京经济技术开发区科创十三街 31 号院二区 8 号楼
邮政编码　100176
传真　010-64405721
山东华立印务有限公司印刷
各地新华书店经销

开本 880 × 1230　1/48　印张 1.834　字数 76 千字
2025 年 1 月第 1 版　2025 年 1 月第 1 次印刷
书号　ISBN 978 – 7 – 5132 – 9226 – 9

定价　19.90 元
网址　www.cptcm.com

服务热线　010-64405510
购书热线　010-89535836
维权打假　010-64405753

微信服务号　zgzyycbs
微商城网址　https://kdt.im/LIdUGr
官方微博　http://e.weibo.com/cptcm
天猫旗舰店网址　https://zgzyycbs.tmall.com

如有印装质量问题请与本社出版部联系（010-64405510）

丛书序言

在现代社会中，阅读已经不仅是一种获取知识的手段，更是一种生活方式，一种让心灵得以滋养的途径。阅读，不仅是眼睛的旅行，更是心灵的觉醒，是身体与精神的对话。好的书籍如同一盏明灯，照亮我们前行的道路；又如一剂良药，滋养我们的内心世界。正如美国作家梭罗所说："阅读是一项高尚的心智锻炼！"全民阅读的倡导，不仅是为了提升国民的文化素养，更在于通过阅读，引导大众走进博大精深的中华文化，领悟其中蕴含的智慧与哲学。

中华养生功法，作为中华民族传统文化的瑰宝，如同一部流动的历史长卷，记载着古人对生命奥秘的探索与实践。它融合了中医理论、哲学思想和实践经验，通过调身、调息、调心，达到强身健体、延年益寿的目的。在快节奏的现代生活中，中华养生功法以其独特的魅力，为人们提供了一种简单易行、效果显著的养生方式。习练传统养生功法，不仅是中老年人健身养生的首选，也是当代年轻人关注的新焦点。

在全民阅读的热潮中，我们尝试将经典的养生功法与日常阅读相融合，与中国中医药出版社密切合作，精心推出了《全民阅读·中华养生功法进家庭丛书》。这是一套将中医养生理念与实践相结合，旨在提升大众健康素养的中医养生精品丛书。丛书涵盖了现有的主要养生功法，详细介绍了12种中华传统养生功法的概述、技术要领、注意事项和功理作用，包括易筋经、导引养生功十二法、五禽戏、八段锦、大舞、马王堆导引术、六字诀、调息筑基功、少林内功、八法五步、延年九转法、七星功。可以说，这是一套将科学性、科普性和实操性较好融合的中华传统养生功法宝典。

《全民阅读·中华养生功法进家庭丛书》每一分册都是一个独特的篇章，它们共同构成了一幅中华养生的宏伟画卷。从“易筋经”到“马王堆导引术”，从“大舞”到“延年九转法”，每一功法都在向我们展示养生的多元性和实用性。例如，“导引养生功十二法”功法技术深邃，意形结合，动息相随，使习练者在动静之间找到平衡，从而提升生活质量。而“六字诀”，以其简练的字诀，蕴含着强大而深远的养生力量，它教我们如何在快节奏的生活中找到内心的安宁，通过呼吸调控和肢体运动，调和人体内在的气血运行，达到身心和谐。“少林内功”，作为武术文化的内核，更是中华养生的另一种体现，它强调内修外练，通过练习内功，提升身体素质，同时修身养性，通达武道的真谛。经典功法“五禽戏”，源于我国古代，通过模仿虎、鹿、熊、猿、鸟五种动物的动作，达到调和气血、舒展筋骨、强身健体的效果。“大舞”的编创，则是基于对5000

多年前唐尧时期大舞的深入研究及其与现代科学的结合，它不仅保留了传统文化的精髓，还被赋予了新的时代特征。

本套丛书的编写特色之一，就是由体育专业老师担任模特，插配了大量的功法招式彩图。这些功法招式，参考了国家体育总局的健身气功标准，确保动作的标准化和规范化。配以简练的文字，表述清晰准确，使读者能够一目了然，轻松学习。此外，丛书还贴心地提供了动作视频（每分册“功法概述”页扫码即可观看），与图书内容相得益彰，增强了学习的互动性和趣味性。丛书的另一个鲜明特色，就是采用口袋本形式，印制精美，便于携带。无论是在家中、办公室，还是在旅途中，都可以随时翻阅学习，让养生健身成为一种生活常态。通过这套丛书，我们期待每一位读者都能够找到适合自己的养生之道，让阅读与养生成为生活的一部分，让健康和智慧相伴，丰盈人生旅程。

全民阅读，中华养生，打开书卷，让我们共同开启这场身心的健康之旅吧！

丛书主编　何清湖

2024 年 11 月于长沙

前言

在中国浩瀚的文化长河中，武术如同一颗璀璨的明珠，历经千年而不衰，不仅承载着古人的智慧与勇气，更成为中华民族传统文化的重要组成部分。而在武术的诸多流派中，少林武术以其深厚的历史底蕴、独特的技法体系、广博的哲学内涵，屹立于世界武术之林，享誉中外。少林武术，源于北魏年间，由达摩祖师所创，历经唐、宋、元、明、清各代的发展与完善，逐渐形成了今天我们所见的博大精深、刚柔并济的武术体系。内功，作为少林武术的核心与精髓，不仅是提高身体素质、增强攻防能力的基础，更是修身养性、体悟武道真谛的重要途径。它强调内外兼修，以意导气，以气运身，通过一系列科学的呼吸方法、身体姿势的调整及精神集中的训练，达到强筋壮骨、调和气血、开发潜能的目的。少林内功是河南少林派气功的基本功法之一，它不仅有助于增强体质，还是内功推拿的组成部分。少林内功以站裆为基础，着重于腰腿（根基）的霸力和上肢运动的锻炼，要求以力带气，所谓“练气不见气，以力带气，气贯四肢”。在练习少林内功的过程中，以持续的强度进行等长肌收缩为练功的准则。

少林内功的练习，对于提高身体素质、增强攻防能力、修身养性等方面都有着显著的作用。通过持续不断地练习，可以改善身体的柔韧性、协调性、力量等，同时有助于调节情绪、提高睡眠质量、增强免疫力等。

少林内功作为少林武术的重要组成部分，其深厚的文化底蕴和独特的技法体系使得它成为中国传统文化的瑰宝。通过学习和练习少林内功，还可以更深入地了解和感受中国传统文化的魅力。

《少林内功》的编写，是一项艰巨而神圣的任务。它不仅要准确记录并传承千百年来少林僧人积累的内功修炼经验，还要结合现代科学理论，对这些传统技法进行合理的解读与阐释，使之更加符合当代人的认知习惯与实践需求。为此，编者在广泛搜集历史文献、深入少林寺实地调研、访谈多位少林武术传人的基础上，经过反复论证与实践，终于将这部凝聚着心血与智慧的作品呈现在读者面前。

《少林内功》的出版，不仅为广大武术爱好者提供了一部系统学习少林内功的参考书，也为传统武术文化的传承与发展注入了新的活力。有了本书的引导与帮助，相信越来越多的人能够领略到少林内功的魅力所在，从而在修炼中强健体魄、磨砺意志、提升自我。同时，我们也期待有更多的有志之士加入传统武术文化的保护与传承中来，共同为弘扬中华民族优秀传统文化贡献自己的力量。

少林内功功法技术深邃，理论传承繁杂，本书仅选取了较为普及的一些动作。编写过程中参考了众多同类著作与文献，在此向相关学术先行者致以崇高的敬意。由于编者水平有限，书中不足之处，欢迎广大读者提出宝贵意见，以便今后修订完善。

本书编委会

2024 年 11 月

目录

目录

功法概述

微信扫描二维码
功法示范新体验

少林内功的起源可以追溯到古代嵩山少林寺，这一武术学派历史悠久，影响深远，是中国传统武术的重要组成部分。少林寺坐落于河南省登封县嵩山少室五乳峰下，建立于南北朝时期北魏太和十九年（495 年），是孝文帝为安顿印度僧人跋陀前来嵩山落迹传教而建立的。外传在北魏孝明帝孝昌三年（527 年），印度高僧达摩前来嵩山少林寺传授佛教的禅宗，并在本寺面壁了 9 年，为了驱倦、防兽、健身、护寺，达摩等人效仿我国古代劳动人民为锻炼身体而做的各种各样的动作，编排成健身活动的“活身法”传授给僧人，这便是“少林拳”的雏形。经过历代僧徒们的长期演练、综合、充实、提高，少林武术逐渐形成一套完整的体系。其中，少林内功作为内功推拿的基础功法，也被慢慢发展和完善。

少林内功起源于武术强身健体的基本功法，侧重于腰腿（根基）的霸力和上肢运动的锻炼。锻炼时是以意运气，以气生劲，遵循经络而到达四肢。它不侧重强调吐纳意守，而是注重以力贯气，使力达于四肢腰背，气随力行，注入经脉，使气血循行通畅。由于练功后增劲显著，强身健体作用明显，因此清末以来少林内功被中医“内功推拿”流派所采用，并且经过代代相传，到目前为止已经形成了以“静力性”下肢裆势练习为主，并且结合上肢动作的一套练功方法。少林内功不仅是推拿功法的重要功种之一，而且被广泛应用于养生、健身和治疗慢性疾病等领域。在现代社会中，少林内功不仅被应用于个人养生健身方面，而且被引用到体育、康复医学等多个领域。通过科学的研究和实践确证，少林内功在增进新陈代谢、增强消化功能、调节神经系统功能等方面具有显著的成效。

第一式 · 前推八匹马

技术要领

动作一 预备势动作。用站裆势或指定裆势。双臂同时屈肘，使掌立于两胁，五指朝向前方，蓄劲至每个指端（图 1）。

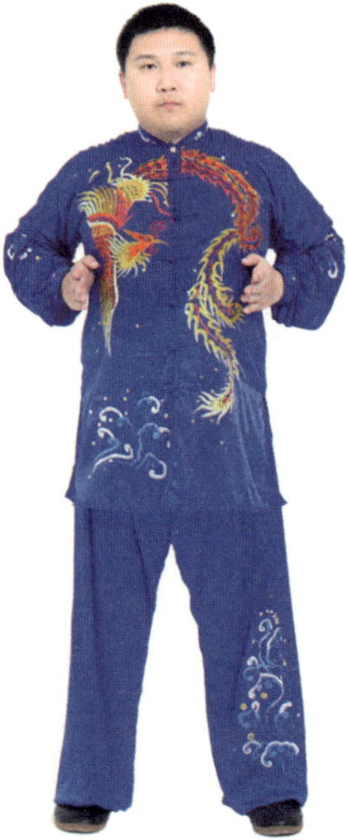

图 1

动作二 大拇指朝向上方，其余四指紧紧并拢，双手虎口用力撑开；双臂缓缓运力前推至肘直，双手掌心相对，手臂与肩同高，双手之间的距离与胸同宽。呼吸自然，双目有神，意识集中（图 2）。

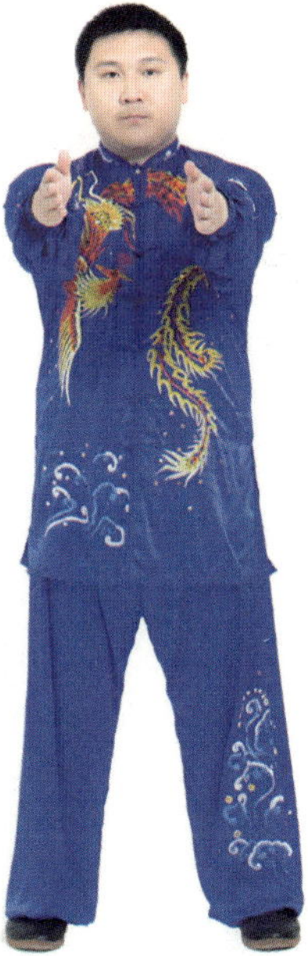

图 2

动作三 双臂缓缓运力，并屈肘回收，双手立掌扶于两胁（图3）。

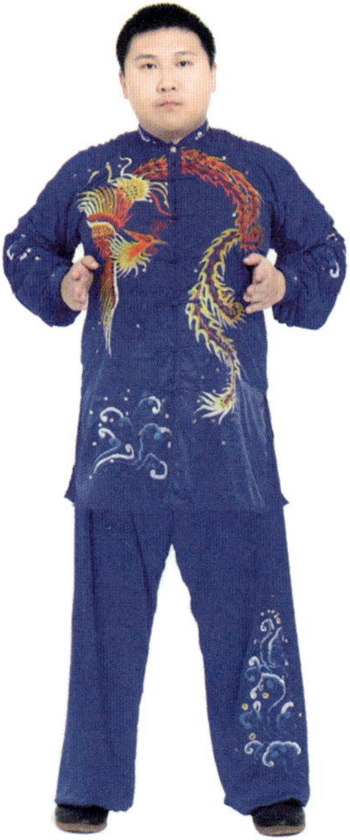

图 3

动作四 双手后撑并挺肘伸腕，恢复为原来的裆势。

【注意事项】

1. 胸部微微挺起，双眼平视前方，呼吸自然随心。
2. 用气催动力，双臂用力，传入双手，直抵每个指端，蓄劲在腰部，发力在指部。

【功理作用】

1. 前推八匹马是少林内功功法中锻炼手臂、指端功力的动作，能增强双臂蓄劲和指端功夫。多练则能宽胸理气，通理三焦，疏通腠理，灵活关节，精壮骨骼，并且能强健运脾胃，进而使百脉流通，以此达到精神充沛、正气旺盛的目的。
2. 前推八匹马动作可以帮助学习者增强推法、擦法等手法的内劲，主要锻炼拇长伸肌、拇长展肌、指总伸肌等手部肌肉，可以用作前臂劳伤，腕、肘、肩等部的康复体疗方法。

第二式·倒拉九头牛

技术要领

动作一 预备势动作。取站裆势或指定裆势。双臂同时屈肘，双手立于两胁，五指朝向前方，蓄劲至每个指端（图 4）。

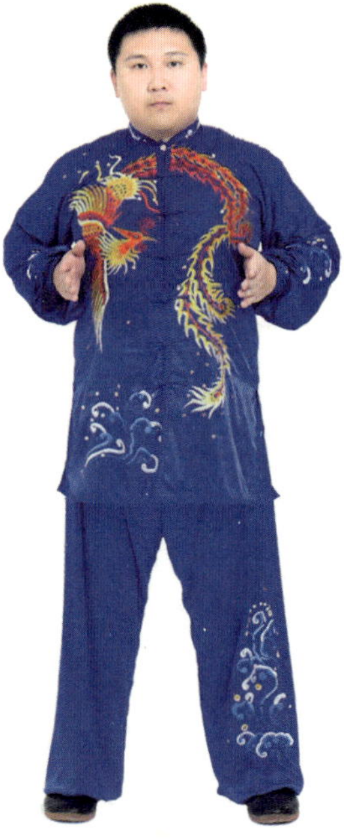

图 4

动作二 大拇指朝向上方，其余四指紧紧并拢，双手虎口用力撑开；双臂缓缓运力前推至肘直，双手手背相对，手臂与肩同高，双手之间的距离与胸同宽。呼吸自然，双目有神，意识集中（图 5）。

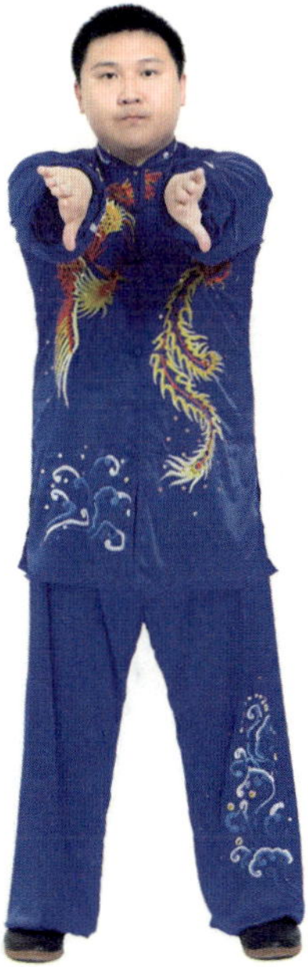

图 5

动作三 双手五指用力屈收握拳，将劲注入拳心，双手手臂缓缓向外旋，同时屈肘收手臂，一边外旋一边屈肘收手臂，双拳回收到两胁处，双拳拳心朝向上（图6）。双手缓缓松手变成掌，并且立掌扶胁。

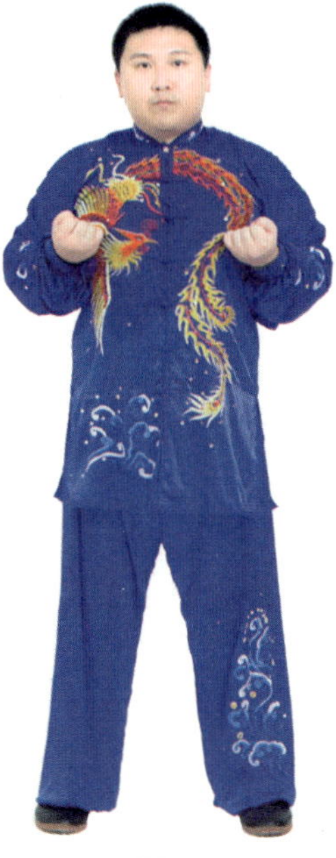

图 6

动作四 双手后撑并挺肘伸腕，恢复为原来的裆势。

【注意事项】

1. 心神专注，用意统领气，使意到气到。
2. 向前方推的时候双手的腕和肘伸直，手与肩同高。
3. 推的时候前臂向内旋，回收时前臂向外旋。
4. 回收时双手成拳握紧。

【功理作用】

1. 倒拉九头牛是少林内功功法中锻炼双臂悬劲与双手握力的主要动作。多练则能疏通经络，调和气血，使得阴阳相对平衡，进而达到强健肺部、增益肾部、内外更加坚固、激浊扬清的目的。
2. 倒拉九头牛动作可以增强拿法、拔伸法等手法的内劲，主要锻炼拇长屈肌、指浅屈肌、指深屈肌、旋前圆肌、蚓状肌等肌肉，可以作为肩、肘、腕等部筋伤疼痛的康复体疗方法。

动作二 蓄劲至每个指端，大拇指朝向上方，其余四指紧紧并拢，双手虎口用力撑开；双臂缓缓运力，双掌缓缓向两侧用力分开，形状像展翅一样，劲像开弓一样，直到双上肢与身体形成一条直线，腕关节与肩齐平。呼吸自然，双目有神，意识集中（图 8）。

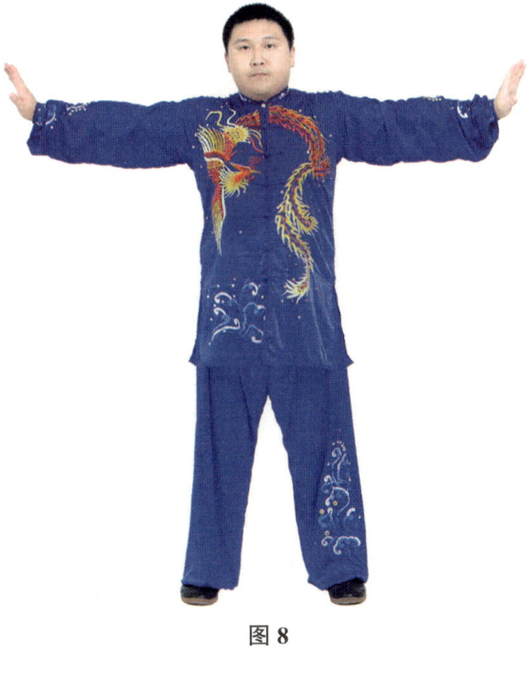

图 8

动作三 双臂缓缓运力，双掌缓缓由左右向前向内合拢，在胸的前方立掌交叉（图9）。

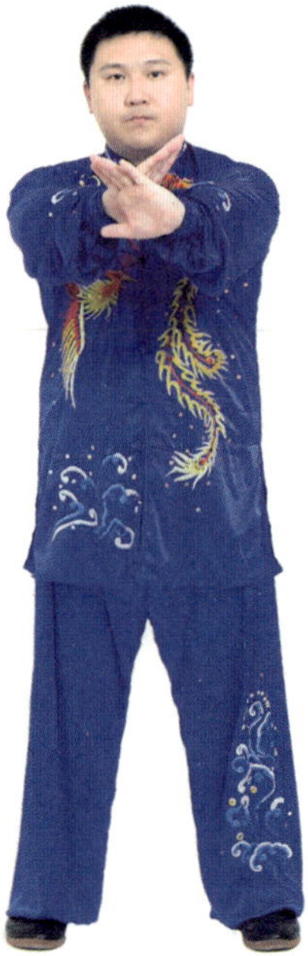
图 9

动作四 将立掌变为俯掌并向下按，双臂向后撑，恢复为原来的裆势。

【注意事项】

1. 上身需端正直立，头需顶平，双眼平视前方。
2. 双肩不能耸，随心呼吸。
3. 双臂沉静用力，发力像开弓一样，用气来发力，运力到每个指端。

【功理作用】

1. 凤凰展翅是少林内功功法中锻炼肩、臂、肘、腕、指端的基本动作。它对腕、指功夫大大有益，多练则能调理内脏，舒展胸廓，增强气劲和悬力，具有宽胸理气、平肝健肺的作用。
2. 凤凰展翅动作可以增强分推法、掌按法等手法的内劲，主要锻炼的是指总伸肌、尺侧腕伸肌、桡侧腕长伸肌等肌肉，可以作为肩周炎、肘腕关节伤筋疼痛的康复体疗方法。

第四式・霸王举鼎

技术要领

动作一 预备势动作。取站裆势或指定裆势。双臂同时屈肘，双手仰掌分别在两腰处，大拇指朝向前方，其余四指紧紧并拢，双手虎口用力撑开（图 10）。

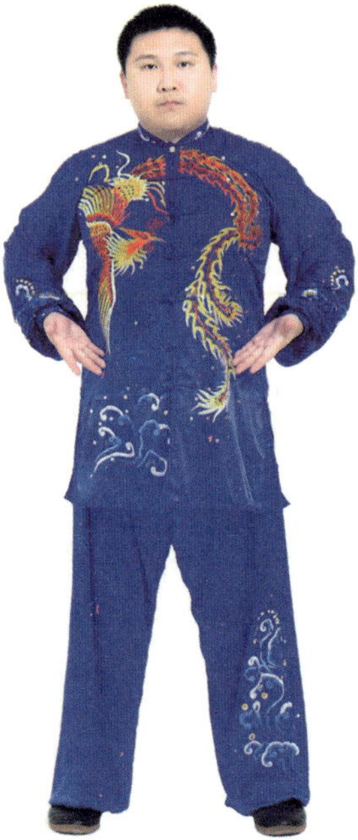

图 10

动作二 双手缓缓向上方托起，至胸前伸腕，双臂向内旋，一边旋一边向上举，并推到头顶后方，双手四指相对，掌心朝向上方，双手肘关节伸直。呼吸自然，双目有神，意识集中（图 11）。

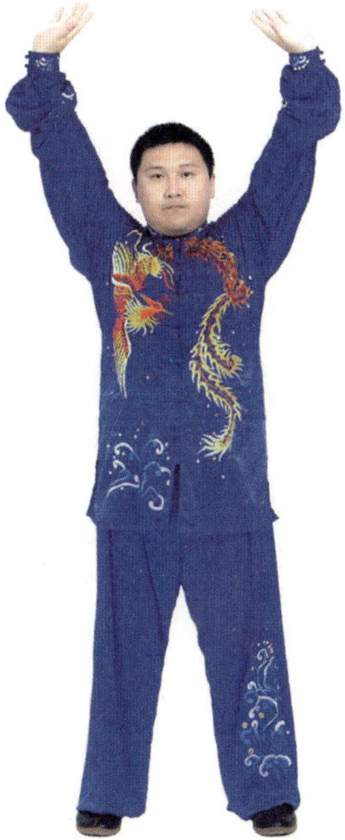

图 11

动作三 双手虎口用力撑开。双臂向外旋并同时屈腕，再屈肘回收，双臂肘尖向下沉，双手回收至腰处并仰掌扶腰（图 12）。

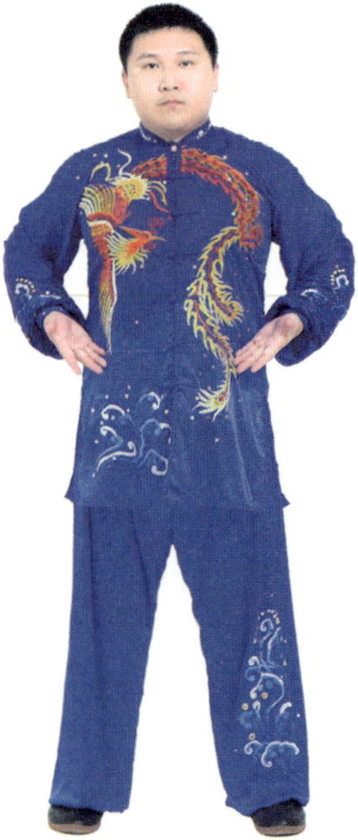

图 12

动作四 撑挺双肘并伸腕，恢复为原来的裆势。

【注意事项】

1. 上身需端正直立，头需顶平，双眼平视前方。
2. 向上举时膝关节不能放松，用力含蓄。
3. 动作缓缓，但不能放松。

【功理作用】

1. 霸王举鼎是少林内功功法中锻炼两臂上托、下沉之势的基本动作，多练则可以增强肘压法、肘法、牵引法等手法的内劲。
2. 霸王举鼎动作可以调理三焦气机、调和脾胃，主要锻炼的是桡侧腕长伸肌、桡侧腕短伸肌、旋前圆肌、背阔肌等肌肉，可以作为颈、腰、肩、肘、腕等部的康复体疗方法。

第五式·顶天抱地

技术要领

动作一 预备势动作。取站裆势或指定裆势。双臂同时屈肘，双手仰掌分别在两腰处，大拇指朝向前方（图 13）。

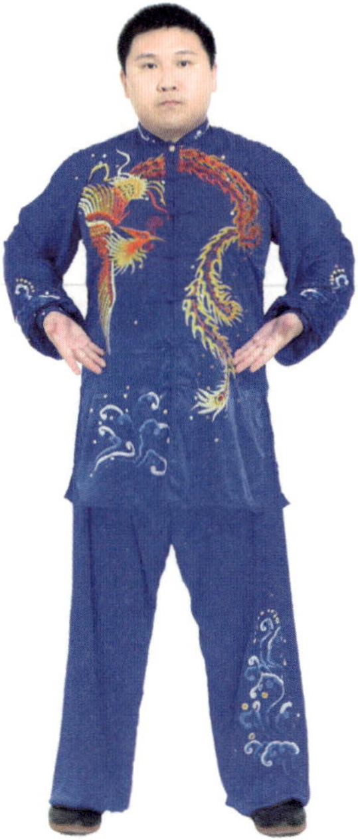

图 13

动作二 蓄劲至每个指掌，双手虎口用力撑开。双掌缓缓向上方托起，至胸前伸腕，双手臂向内旋，一边旋一边向上举，并推到头顶后方，双手四指相对，掌心朝向上方，双手肘关节伸直。呼吸自然，双目有神，意识集中（图 14）。

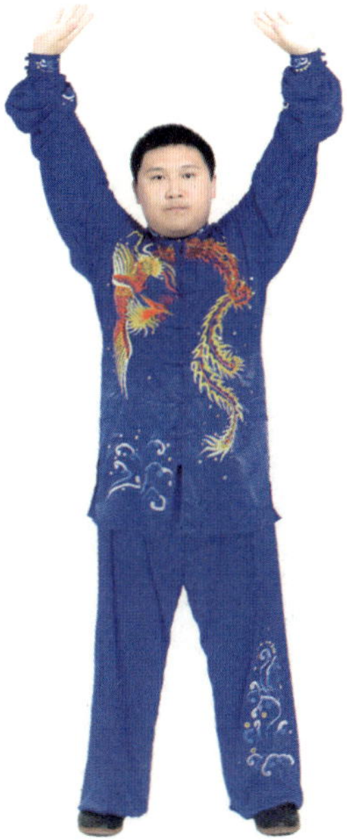

图 14

动作三 双手虎口用力撑开。双掌都用力，双臂分别向两侧缓缓外展，直至与肩齐平后，同时腰部向前屈。双手中指相互重叠后，腰部缓缓直起，双掌用力仿佛抱重物一般，然后双臂屈肘分掌，仰掌并扶腰（图 15）。

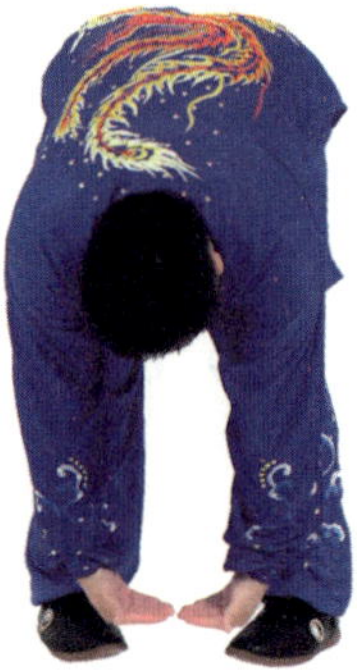

图 15

动作四 双手向后撑，挺肘并伸腕，恢复为原来的裆势。

【注意事项】

1. 向上举时大拇指向外分开，其余四指紧紧并拢，力要贯穿每个指端。
2. 弯腰时双手掌背尽力靠地，蓄力待发。
3. 上肢动作与弯腰动作相互协调配合。
4. 下肢站直挺立，不能屈膝关节。

【功理作用】

1. 顶天抱地是少林内功中锻炼上肢托举内劲与腰部前屈内劲配合的动作，多练则可以增强托揉法、抖法、背法等手法的内劲。
2. 顶天抱地动作具有调畅气机、调和任督二脉的作用，主要锻炼的是股二头肌、小腿三头肌、腰大肌、腹直肌、竖脊肌等肌肉，可以作为颈、腰、肩、肘、腕等部的养生体疗方法。

第六式·顺水推舟

技术要领

动作一 预备势动作。取悬裆势或指定裆势。双臂同时屈肘，双手立掌在两胁，五指朝向前方，蓄劲用力分开（图 16）。

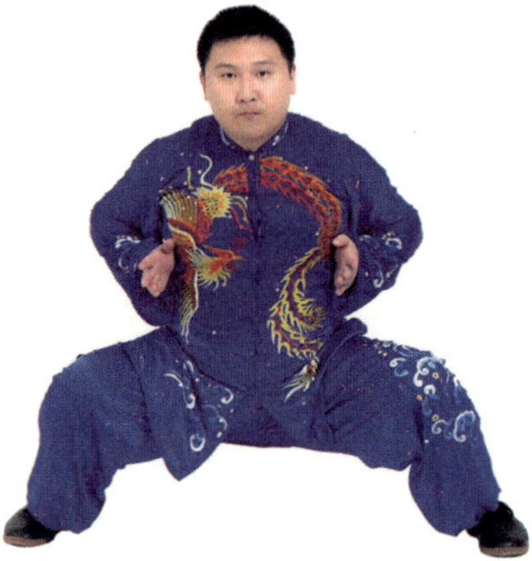

图 16

动作二 蓄劲至每个指掌。双掌运劲缓缓向前方推出，一边推出一边背伸腕关节，使腕关节背伸至大于 90°，双臂向内旋并向前推，四指紧紧并拢，大拇指向外分开，向前推到肘直，双手指尖相对（图 17）。

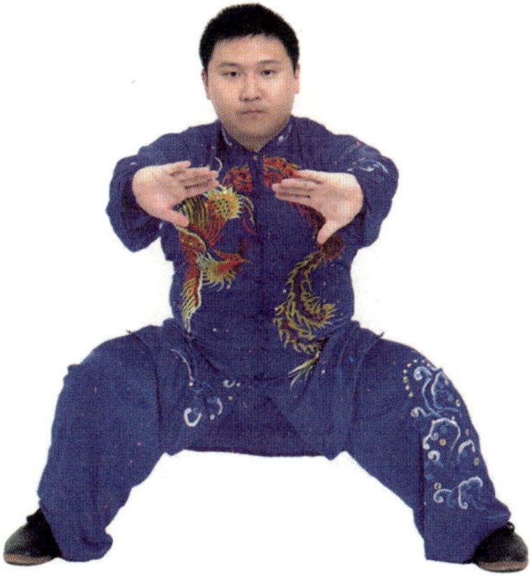

图 17

动作三 蓄劲至每个指掌。双手虎口用力撑开，前臂向外旋并同时屈腕，至腕平后，双臂缓缓运力，同时屈肘回收，双手立掌并扶于两胁（图 18）。

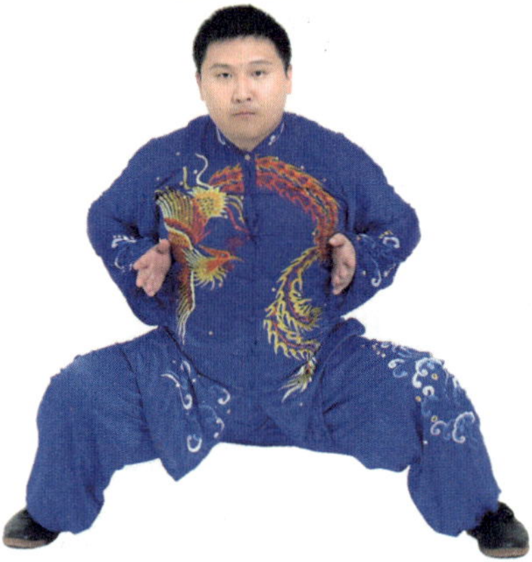

图 18

动作四 撑挺双肘并伸腕，恢复为原来的裆势。

【注意事项】

1. 头部不能低下，全身挺立。
2. 双肘与肩同高。
3. 双手的腕要尽力背屈。
4. 双肩下沉，不能憋气。

【功理作用】

1. 顺水推舟是少林内功功法中锻炼手臂前推旋劲的动作，多练则可以增强掌按法、扳法等手法内劲。
2. 顺水推舟动作具有宽胸理气、健脾和胃的作用，主要锻炼的是桡侧腕屈肌、拇长屈肌、掌长肌、桡侧腕长伸肌、桡侧腕短伸肌、旋前圆肌等肌肉，可以作为肩、肘、腕等部位筋伤疼痛的辅助体疗方法。

第七式·海底捞月

技术要领

动作一 预备势动作。取悬裆势或指定裆势。双手屈肘，仰掌在两腰处，大拇指朝向前方，其余四指紧紧并拢，双手虎口用力分开（图 19）。

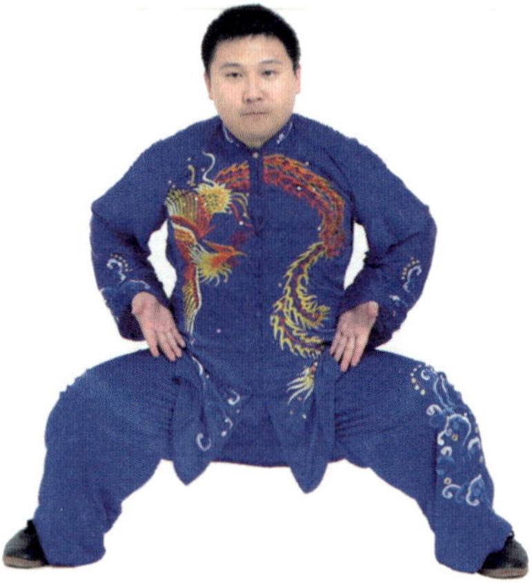

图 19

动作二 双掌缓缓向上方托起，直至胸前方再伸腕并使双臂内旋，一边旋一边向上举，直至推到头部前上方后，双手四指相对，掌心斜向上方，并伸直肘关节。呼吸自然，双目有神，意识集中（图 20）。

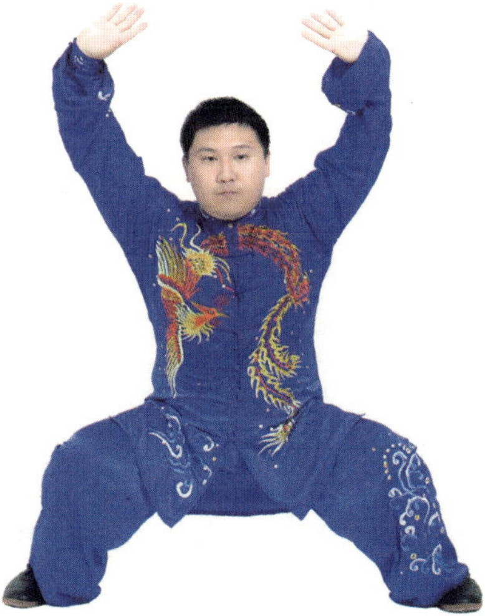

图 20

动作三 蓄劲至每个指掌，双手虎口用力撑开。双臂缓缓运劲向外展，腰部向前屈，同时屈髋伸膝。前臂向外旋，在掌的尺侧进行发力，至双掌相互重叠（图 21）。再伸腰屈膝，双掌慢慢向上起，同时分掌并仰掌于两腰处。

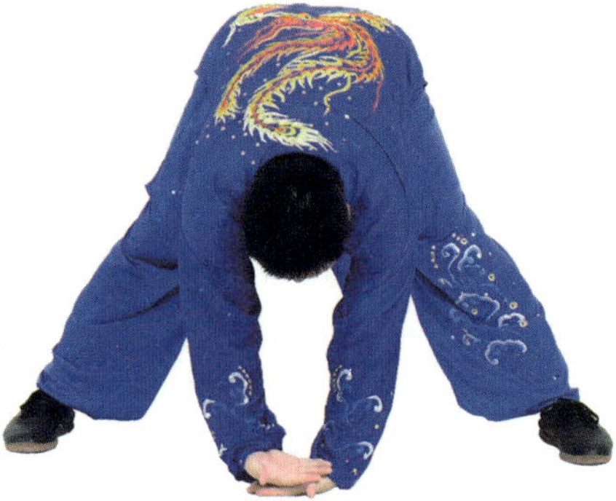

图 21

动作四 双手向后撑同时挺肘并伸腕，恢复为原来的裆势。

【注意事项】

1. 上肢运动时，下肢不能屈，双脚用霸力站稳。
2. 上身正直，不能挺腹撅臀。
3. 上肢动作与腰部屈伸动作相互协调配合。

【功理作用】

1. 海底捞月是少林内功功法中锻炼两臂蓄力的动作，形状类似海底捞月。
2. 多练海底捞月动作可以增强勾揉法、背法等手法内劲，具有调畅三焦、调和任督二脉的作用。该式主要锻炼的是大圆肌、背阔肌、竖脊肌、股四头肌等肌肉，可以作为腰椎、颈、肩、肘、腕等部的养生康复体疗方法。

第八式·三起三落

技术要领

动作一 预备势动作。取低裆势，双臂屈肘，双手立掌在两胁，五指朝向前方，蓄劲用力分开，并且屈髋屈膝，大腿与地面平行（图22）。

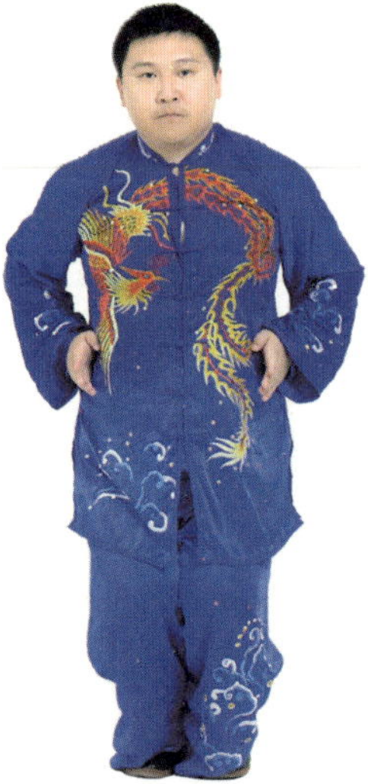

图22

动作二 蓄劲至每个指端，四指紧紧并拢；双臂缓缓运力向前方推到肘直，双掌掌心相对，使其与肩同高，双掌掌心之间的距离与胸同宽。同时屈髋屈膝向下蹲，使臀部向下落。呼吸自然，双目有神，意识集中，上肢的动作要和下肢的屈蹲相协调（图 23）。

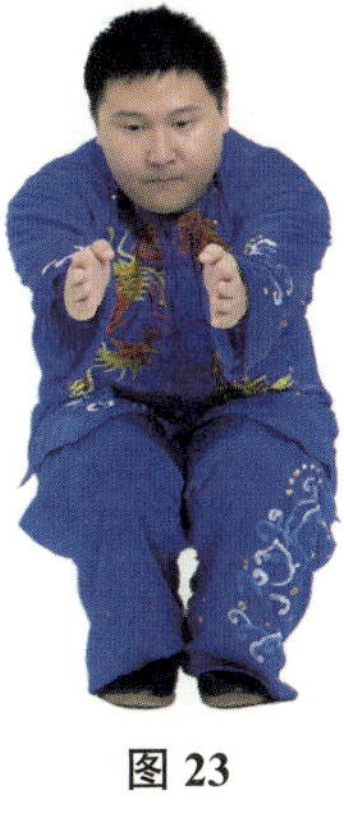

图 23

动作三 蓄劲至每个指端，双手虎口用力撑开；双臂缓缓运力，并屈肘回收，双手立掌扶在两肋。同时臀部向上抬，然后屈髋屈膝，直到大腿与地面平行（图 24）。

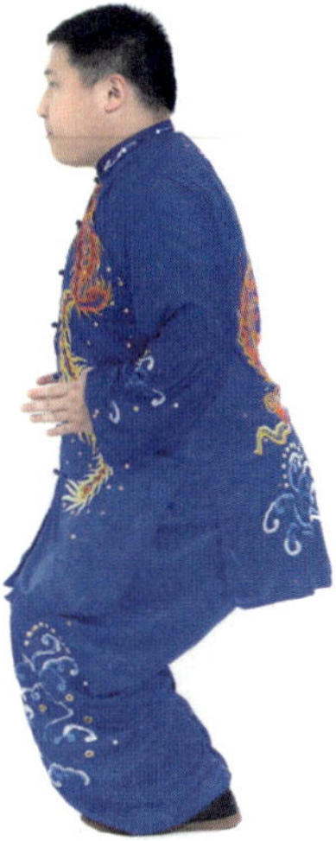

图 24

动作四 将动作二、动作三重复做3次（图25）。

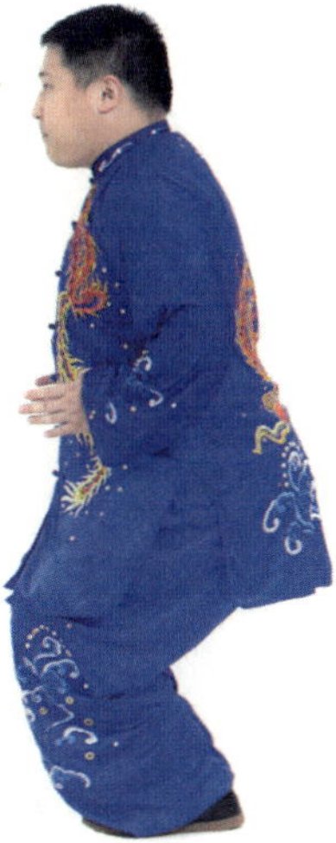

图25

动作五 蓄劲至每个指端，两臂慢慢运力向前推直到肘直，双掌掌心相对，使其与肩等高，双掌掌心之间的距离与胸同宽，同时伸髋伸膝。呼吸自然，双目有神，意识集中，上肢动作和下肢伸屈相互协调（图 26）。

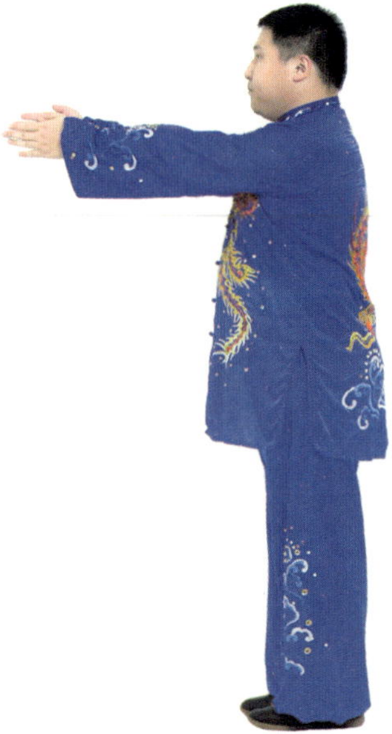

图 26

动作六 蓄劲至每个指端，两臂缓缓运力，并屈肘回收，双手立掌扶在两胁。同时屈髋屈膝向下蹲，直到大腿与地面平行（图 27）。

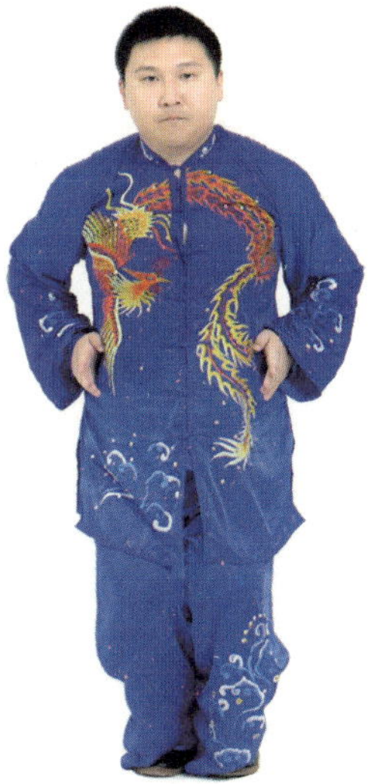

图 27

动作七 将上述动作五、动作六重复做 3 次。

动作八 双手向后撑，挺肘并伸腕，恢复为原来的裆势。

【注意事项】

1. 上身正直，挺胸直腰，不能耸肩。
2. 动作缓缓，用力向外展。
3. 不能快也不能泄劲。

【功理作用】

1. 三起三落是少林内功功法中以锻炼两臂向前后运动为主，同时配合下肢下蹲与站立的动作，多练可以增强擦法、搓法等手法的内劲。
2. 三起三落动作具有健脾和胃、强心畅肺的作用，主要锻炼的是拇长伸肌、拇长展肌、指总伸肌、股四头肌等肌肉，可以作为颈肩疼痛、腰及四肢等部的养生体疗方法。

第九式・仙人指路

技术要领

动作一 预备势动作。取大裆势或指定裆势。双手屈肘，仰掌在两腰处，大拇指朝向前方，其余四指紧紧并拢，双手虎口用力撑开（图 28）。

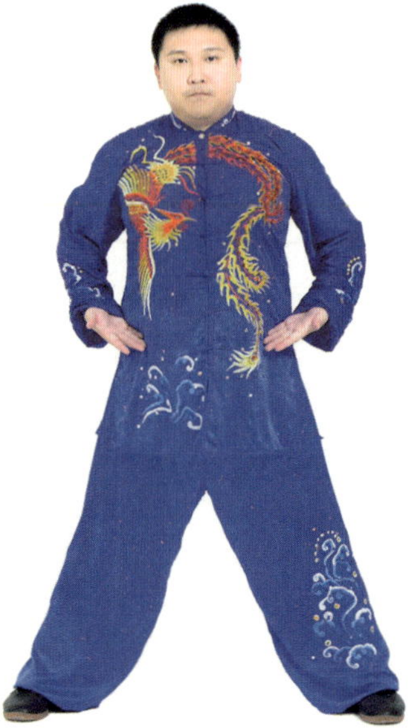

图 28

动作二 蓄劲指掌。右手仰掌向上提起直至胸处，再立掌而出，四指并拢，拇指伸直，手心内凹成瓦楞掌，肘臂运劲立掌着力缓缓推出至肘直，立掌胸前（图 29）。

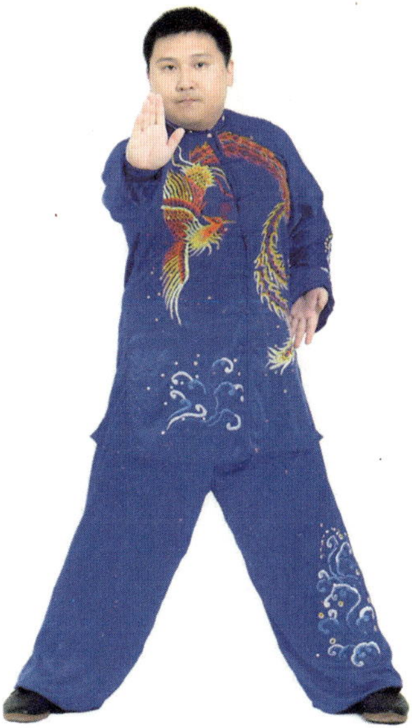

图 29

动作三　蓄劲至每个指端。左手仰掌并向上提起直至胸处，然后立掌而出（图 30），大拇指伸直，其余四指紧紧并拢，左手手心向内凹形成瓦楞掌，肘臂运劲立掌着力缓缓推出直至肘直，立掌在胸前处。同时，右手紧握拳，右臂屈肘的同时缓缓收回腰部，变成仰掌扶在腰处。双手一只伸一只屈，动作相互协调。呼吸自然，双目有神，意识集中。

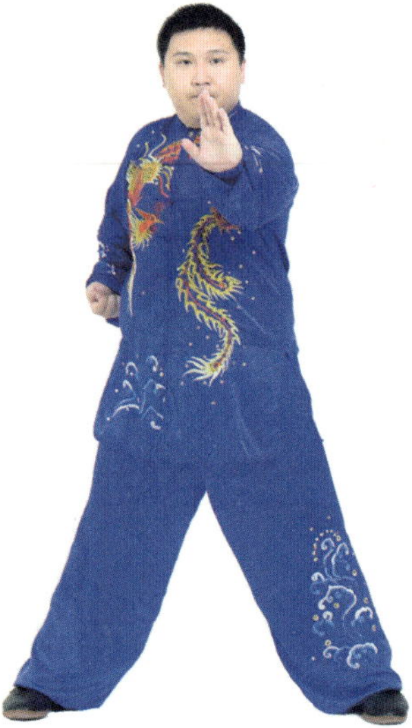

图 30

动作四 蓄劲至每个指端。左掌紧握拳，同时左臂屈肘缓缓收回腰部，变成仰掌扶在腰处。同时，右掌缓缓推出，右手立掌在胸前处。

动作五 蓄劲至每个指端。右手紧握拳收回，左掌缓缓推出，其余动作与动作三相同。

动作六 左手紧握拳，同时收回到腰处。

动作七 双手向后撑，挺肘并伸腕，恢复为原来的裆势。

【注意事项】

1. 头顶平，上身正直，双眼平视前方。
2. 双手立掌向前方推时肘关节伸直，双手要紧握拳回收。

【功理作用】

1 仙人指路是少林内功功法中锻炼左右臂交替运劲的动作，多练可以增强屈伸法、掌按法、拿法等手法内劲，加强双手交替操作技能的协调能力。

2 仙人指路动作具有平和阴阳、行气活血的作用，主要锻炼的是蚓状肌、旋前圆肌、桡侧腕伸肌等肌肉，可以作为颈、肩、肘、腕等部劳损疼痛的养生体疗方法。

第十式・饿虎扑食

一 技术要领

动作一 预备势动作。取弓箭裆势，双臂屈肘，双手仰掌在两腰处，大拇指朝向前方，其余四指紧紧并拢，双手虎口用力撑开（图 31）。

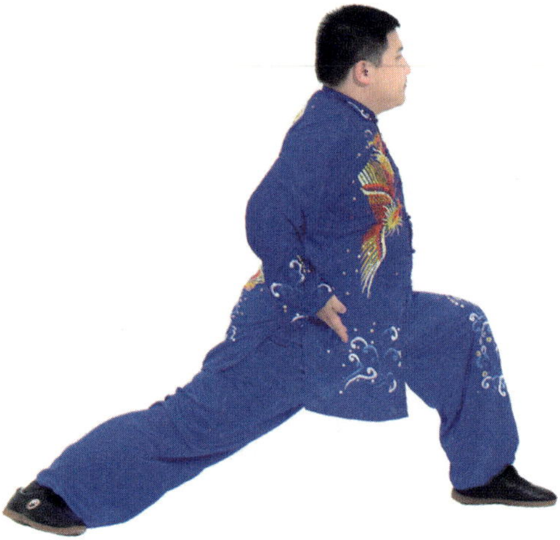

图 31

动作二 蓄劲至每个指端。双手以直掌向前方推出，一边伸腕一边前臂向内旋，同时腰向前俯，前方的腿作冲势，后方的腿用力不能放松，直到双臂的肘伸直、腰变平。呼吸自然，双目有神，意识集中（图 32）。

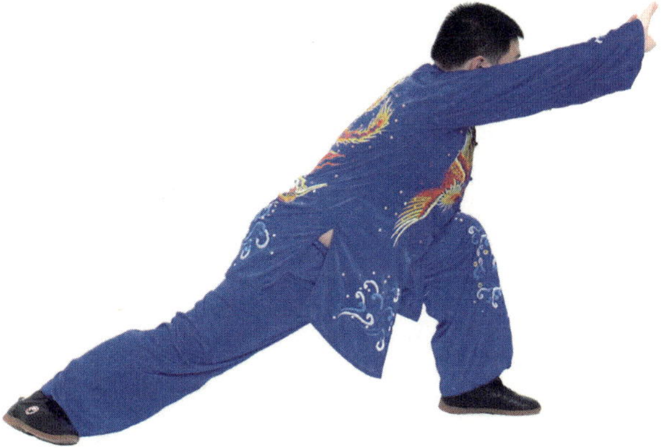

图 32

动作三 蓄劲至每个指端。双手握拳，双臂屈肘并向内收，同时腰向上方抬，双拳到腰处的同时变成立掌扶腰。

动作四 双手撑挺肘并伸腕，恢复为弓箭裆势。

【注意事项】

1. 上身正直，俯腰向前屈需在45°以下，后膝需伸直。
2. 边推边旋和上身前倾的动作互相配合。
3. 两拳紧紧握住，不能放松。
4. 边收边旋和直腰的动作互相协调。

【功理作用】

饿虎扑食是少林内功功法中在弓箭裆势的基础上，锻炼两臂旋转运劲配合腰部运动的动作，多练则可增强腰腿内功，提高掌推法、牵引法等手法内劲。本式主要锻炼的是桡侧腕屈肌、拇长屈肌、掌长肌、桡侧腕长伸肌、股四头肌、髂腰肌等肌肉，可以作为腰腿部病症的养生体疗方法。

第十一式・平手托塔

技术要领

动作一 预备势动作。取站裆势或指定裆势。双臂屈肘，双手仰掌在两腰处，大拇指朝向前方，其余四指紧紧并拢，双手虎口用力撑开（图 33）。

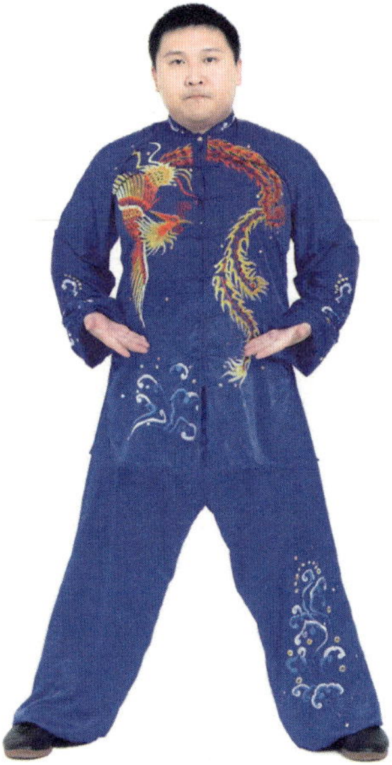

图 33

动作二 蓄劲至每个指端。双手好像托着物品一样向前方推，双前臂用力向外旋，直至肘伸直，双手与肩同高同宽。呼吸自然，双目有神，意识集中（图 34）。

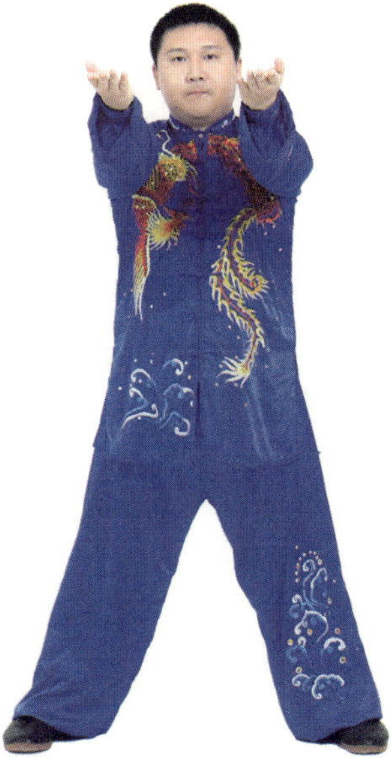

图 34

动作三 蓄劲至每个指端。双手好像托着物品一样回收，双前臂用力内旋同时屈肘，直至双手仰掌扶在腰处。

动作四 双手向后撑，挺肘并伸腕，恢复为原来的裆势。

【注意事项】

1. 向前方推与收回的动作，四指要紧紧并拢，双手掌心平。
2. 两掌的距离与肩同宽。
3. 运动往返时要直线进行。

【功理作用】

平手托塔是少林内功功法中锻炼仰掌前推旋劲的动作。多练则可以增强前臂法、掌揉法等手法内劲，具有通畅气机、调和气血的作用。本式主要锻炼的是旋前圆肌、肱桡肌、拇长伸肌等肌肉，可以作为颈、腰、肩、肘、腕等部劳损疼痛的养生体疗方法。

第十二式·风摆荷叶

技术要领

动作一 预备势动作。取站裆势或指定裆势。双臂屈肘，双手仰掌在两腰处，大拇指朝向前方，其余四指紧紧并拢，双手虎口用力撑开（图 35）。

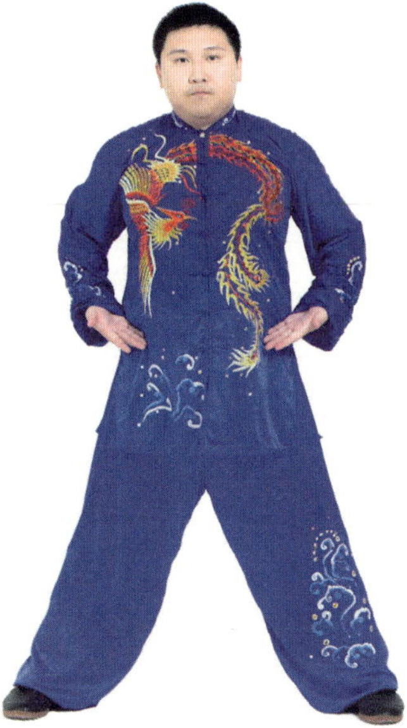

图 35

动作二 双掌缓缓向前方推，直至在前胸然后双手上下相叠，双肘微屈（图 36）。

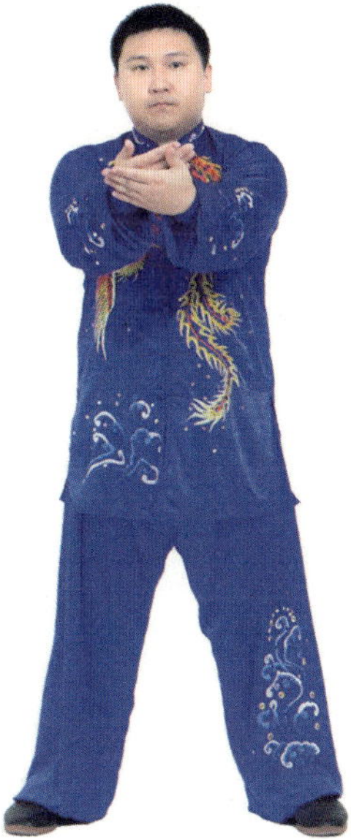

图 36

动作三 蓄劲至每个指端。双前臂向外旋，分掌向左右两侧缓缓分开，直至在身体两侧，双手与肩同高，形成一条直线。呼吸自然，双目有神，意识集中（图 37）。

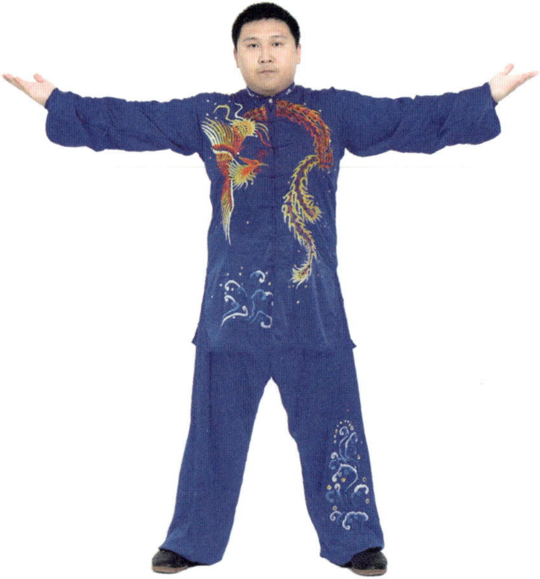

图 37

动作四 蓄劲至每个指端。双手由两侧缓缓用力向内合，直至在前胸然后双手上下相叠，双肘微屈。

动作五 双臂回收直至在腰处，双手仰掌扶在腰处。

动作六 双手向后撑，挺肘并伸腕，恢复为原来的裆势。

【注意事项】

① 上身正直，头顶平，双眼平视前方，呼吸自然。

② 肩和肘和手必须保持齐平，成一条直线。

③ 双臂运动时，保持肘直、手平。

【功理作用】

风摆荷叶是少林内功功法中锻炼内合和外分内劲的动作，可以增强前臂旋劲和悬劲，多练这一动作，则能强筋健骨，使气血顺畅，元气充固。风摆荷叶动作主要锻炼的是胸大肌、冈上肌、肱二头肌、指总伸肌、尺侧腕伸肌、桡侧腕长伸肌等肌肉，可以作为肩周炎，以及肘、腕等处伤筋疼痛的养生体疗方法。

收势

技术要领

动作一 双臂向外旋，双手分别向两侧摆起，大概与肚脐同高，掌心向前，双眼目视前方（图 38）。

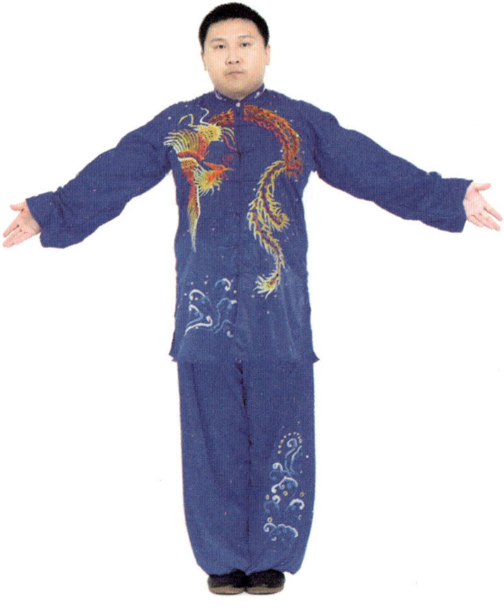

图 38

动作二 双臂向内旋，双手向前方合抱在下腹前呈抱球的形状，掌心向内，与肚脐同高，双手指间的距离大概为 10 厘米；目视前方（图 39）。

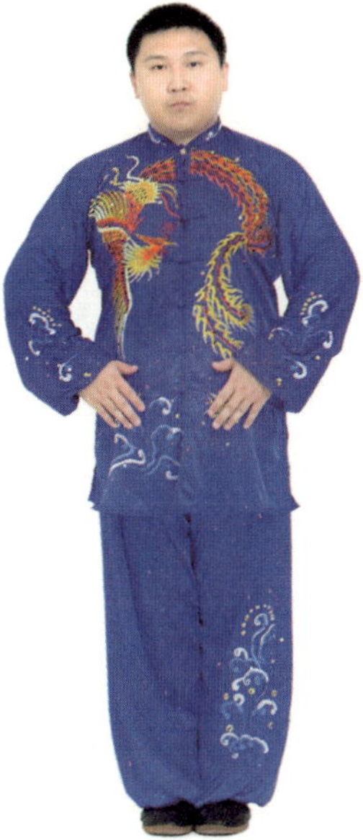

图 39

动作三 双手虎口交叉相互握住，抚在肚脐处；目视前方。

动作四 双手松开，沿着带脉分开直至在腰处，掌心向下按，双手自然垂落在身体两侧；成并步站立并且目视前方。

【注意事项】

1. 双手在体前合拢时，身体重心随着手微微移动。
2. 双手掌心对应下腹部（神阙穴），然后按掌。
3. 向下方按时，意想涌泉穴。

【功理作用】

1. 收势动作意在任脉，主要用于防治腹、胸、颈、头面部病症及相应的内脏器官疾病，可治疗神志病或有强身健体的作用，比如疝气、带下、腹中结块等症。
2. 引气归元，静养心神。